BEI GRIN MACHT SICH IHR WISSEN BEZAHLT

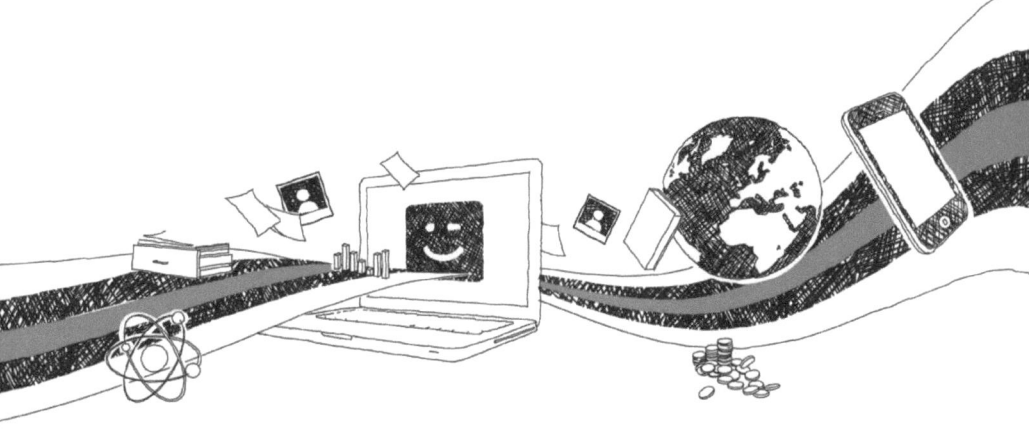

- Wir veröffentlichen Ihre Hausarbeit,
  Bachelor- und Masterarbeit

- Ihr eigenes eBook und Buch -
  weltweit in allen wichtigen Shops

- Verdienen Sie an jedem Verkauf

Jetzt bei www.GRIN.com hochladen und kostenlos publizieren

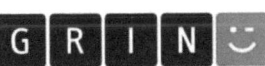

Welche Vor- und Nachteile haben Emotionsroboter in Pflegeheimen?

Benjamin Engelhardt

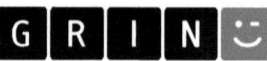

Bibliografische Information der Deutschen Nationalbibliothek:

Die Deutsche Nationalbibliothek verzeichnet diese Publikation in der Deutschen Nationalbibliografie; detaillierte bibliografische Daten sind im Internet über http://dnb.d-nb.de abrufbar.

ISBN: 9783346988171
Dieses Buch ist auch als E-Book erhältlich.

Druck und Bindung: Books on Demand GmbH, Norderstedt Germany
Gedruckt auf säurefreiem Papier aus verantwortungsvollen Quellen

Das vorliegende Werk wurde sorgfältig erarbeitet. Dennoch übernehmen Autoren und Verlag für die Richtigkeit von Angaben, Hinweisen, Links und Ratschlägen sowie eventuelle Druckfehler keine Haftung.

Das Buch bei GRIN: https://www.grin.com/document/1435754

Seminararbeit

Fragestellung:

**Welche Vor- und welche Nachteile gehen mit der Einführung
von Emotionsroboter in Pflegeheimen einher?**

von

Engelhardt, Benjamin

IU Internationale Hochschule

Studiengang:	Gesundheitsmanagement (M.A.)
Abgabedatum:	22.10.2021

Inhaltsverzeichnis

Abbildungsverzeichnis

Einleitung

Viele wissenschaftliche Arbeiten haben sich bisher mit dem demografischen Wandel befasst oder nehmen zumindest Bezug darauf – so auch diese. Solange die Geburtenrate in Deutschland bei ca. 1,5 Kindern pro Frau liegt, wird dieser Wandel voranschreiten und dafür sorgen, dass es weniger jüngere, aber dafür mehr ältere Menschen gibt (Statistisches Bundesamt [Destatis], 2021). Diese Entwicklung schlägt sich in vielen gesellschaftlichen Bereichen nieder, mit Folgen, die zwar absehbar sind, aber bereits jetzt zahlreiche Schwierigkeiten und Herausforderungen verursachen. Besonders deutlich zeigen sich die Auswirkungen im Pflegebereich. Das ohnehin hohe Belastungsniveau der Pflegekräfte hat sich durch die immer noch anhaltende Coronakrise verstärkt. Dies wiederum löst einen Dominoeffekt aus: Teile der ohnehin chronisch belasteten Pflegekräfte verlassen den Pflegesektor (Bendel, 2018, o.S.). Damit wird die Personalnot in der Pflege noch größer, bei gleichzeitig steigenden Zahlen an Pflegebedürftigen. Die Anwerbung ausländischer Pflegekräfte kann zwar einen kleinen Teil zur Verbesserung der Lage beitragen; aber auch hier gibt es etliche Hürden, in Bezug auf Sprache, Kultur und Qualifikation. Auf der Suche nach möglichen Alternativen spielt die Robotik eine zunehmend wichtige Rolle, welche erst durch die Lücke zwischen Angebot und Nachfrage eine stärkere Aufmerksamkeit bekommt (Klein, 2018, S. 5).

Bei dieser Arbeit geht es um Soziale beziehungsweise Emotionale Roboter, die im Pflegebereich eingesetzt werden. Die Handlungsnotwendigkeit zeigt sich auch von staatlicher Seite aus, sodass vom Bundesministerium für Bildung und Forschung diverse Pilotprojekte mit Robotern mit 10 Millionen Euro gefördert werden (Rößler, 2019, S. 2). Pflegeroboter werden bereits in einigen Pflegeheimen eingesetzt (Baisch et al., 2018, S. 4); aber der Schritt vom Pilotprojekt zum flächendeckenden Einsatz ist noch nicht gemacht (Rößler, 2019, S. 1). Diese Ausarbeitung konzentriert sich auf die Betrachtung von Emotionsrobotern, die vor allem auf die Interaktion und Aktivierung von schwerpunktmäßig demenziell erkrankten Menschen im fortgeschrittenen Alter ausgelegt sind. Die konkrete Fragestellung lautet wie folgt: Welche Vor- und welche Nachteile gehen mit der Einführung von Emotionsroboter in Pflegeheimen einher?

Ziel hierbei ist es, durch die Pro- und Kontra-Diskussion in Kapitel 3 eine ausgewogene Aussage treffen zu können, inwiefern sich der Einsatz von Emotionsrobotern lohnt und an welchen Stellen Nachbesserungs- bzw. Forschungsbedarf besteht. Ein weiteres Ziel ist, dem Leser eine gute und kompakte Entscheidungsgrundlage zu bieten, um eine sinnvolle und wirtschaftliche Abwägung treffen zu können, ob sich beispielsweise die Anschaffung eines ebensolchen Roboters rentiert. Als Methodik dient hier eine umfassende Literatur- und Datenbankanalyse.

Der Leser wird in den nachfolgenden Seiten Stück für Stück durch die einzelnen Kapitel an die Beantwortung der Fragestellung herangeführt. Zuerst erfolgten eine Einordung und Klärung der verschiedenen Begriffe. Anschließend werden die Hintergründe zum Einsatz von Robotern erläutert. Im Hauptteil werden die Vor- und Nachteile mit möglichen Lösungsansätzen herausgearbeitet und im Kapitel 4 ein Fazit gezogen.

1. Begrifflichkeiten und Erläuterungen

Viele Menschen kennen Roboter aus Science-Fiktion-Filmen. Roboter im realen Leben, sind immer noch selten zu sehen. Wer nicht beispielsweise in einem großen metallverarbeitenden Unternehmen arbeitet, wo Industrieroboter schon lange gang und gäbe sind, kann sich nur über den digitalen Zugang einen Eindruck verschaffen. Doch Roboter ist ich nicht gleich Roboter: sie reichen von programmierbaren, deterministischen Maschinen (wie die eben angesprochenen Industrieroboter), über eingesetzte Manipulatoren (Operationsroboter), bis hin zu komplexen Systemen, die Signale erkennen, differenziert verarbeiten und darauf reagieren können.

Der Begriff „Pflegeroboter" ist nicht ganz passend, weil er eine ungenaue Projektionsfläche von Wünschen und Ängsten erzeugt (Giesinger, 2018, S. 114). Kreis unterteilt Roboter in drei Kategorien: Service-, Assistenz- und Unterhaltungsroboter: Während Serviceroboter kleinere Bring- und Holdienste übernehmen, sind Assistenzroboter beim Umlagern und Aufrichten von Patienten behilflich. Unterhaltungsroboter übernehmen Aufgaben zur Animierung von Körper und Geist (Kreis, 2018, S. 215).

Folgende Grafik zeigt die Aufsplittung der einzelnen Roboterarten:

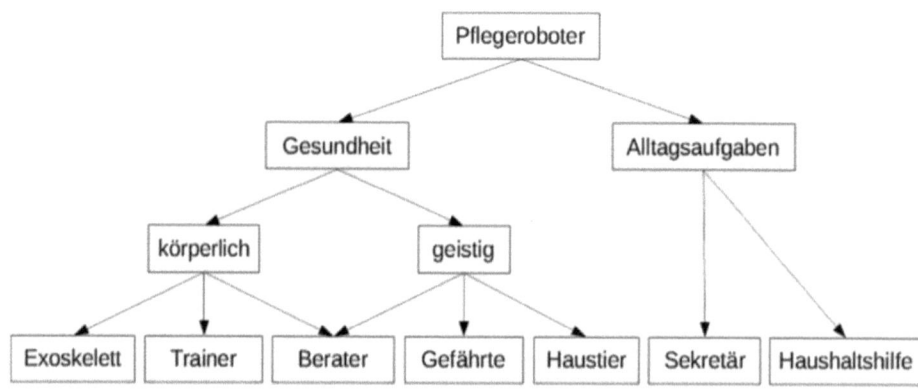

Abbildung 1: Überblick über verschiedene Arten von Pflegerobotern.

(Janowski et al., 2018, S. 64).

Roboter und autonome Systeme unterscheiden sich in weiteren Kriterien:

- Grad der Autonomie mit folgenden Ausprägungen: Ohne Autonomie, halbautonom und vollautonom.

- Komplexität: Einfach – in einem definierten Umfeld agierend, mittel – sich an ein vorgegebenes Umfeld anpassend, hoch – komplexe, selbstständig lernende und Entscheidungen treffende Systeme.

- Anwendungsbereiche: In der Pflege, in der Therapie, in der Diagnostik, in Institutionen oder im häuslichen Einsatz.

- Zielgruppen: Sowohl professionelle als auch semiprofessionelle Nutzer sind adressiert. Ebenso nicht-professionelle Nutzergruppen, sowie verschiedene Altersgruppen, verschiedene Krankheitsbilder und Einschränkungen.

- Entwicklungsstand des Produkts: Sowohl Prototypen, als auch erste Praxiseinsätze bis hin zum vermarkteten Produkt.

- Interaktion mit den Nutzenden: Vom einfachsten Interface, über die soziale Interaktion bis hin zur sozialen Interaktion bei der das Gerät als Akteur agiert (Becker, 2018, S. 230).

Die folgende Grafik dient als Übersicht, um die Vielzahl an verschiedenen Roboterarten besser einordnen zu können:

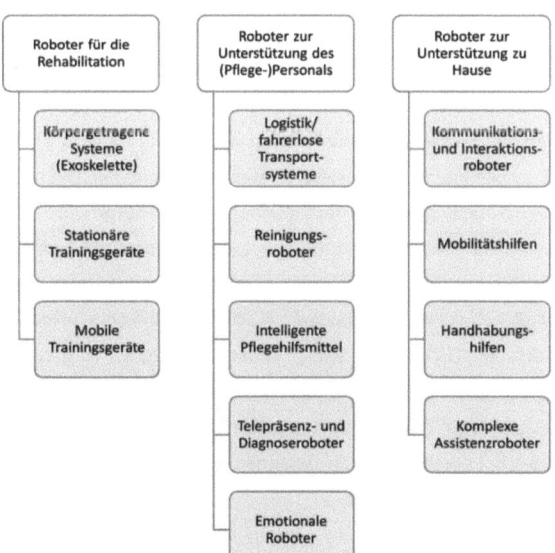

Abbildung 2: Stand der Technik der Robotik in der Gesundheitswirtschaft.

(Klein, 2018, S. 20).

In dieser Ausarbeitung geht es vor allem um die sogenannten Sozialen bzw. Emotionalen Roboter: Diese Geräte können mit Menschen interagieren, indem sie die Regeln der sozialen Kommunikation befolgen. Sie sind außerdem in der Lage zu lernen, indem sie Verhaltensmuster wahrnehmen und menschliche Stimmen nach einiger Zeit erkennen (Rößler, 2019, S. 2).

Im nächsten Kapitel wird erläutert, wie der aktuelle Stand des Einsatzes von Robotern im Pflegebereich ist – insbesondere in stationären Einrichtungen. Im weiteren Verlauf dieser Arbeit wird vorrangig auf den emotionalen Roboter Paro (comPAnion RObot (Burton, 2013)) Bezug genommen, da dieser zur Zeit in vielen Pflegeeinrichtungen eingesetzt wird.

2. Hintergründe zum Einsatz von Robotern in der Pflege

Roboter sind seit Jahrzehnten ein fester Bestandteil in der Industrie. Sie übernehmen vorwiegend stereotype, automatisierte und oft monotone Arbeitsschritte, Kontrollaufgaben und gefährliche Arbeiten. Die letzten Jahre haben unter dem Einfluss des demografischen Wandels die Entwicklung und den Einsatz von Robotern, auch in der Betreuung und Gesundheitsversorgung, intensiviert (Becker et al., 2013, o.S.). Entwicklungsarbeiten an Pflegerobotern gehen bis in die 1980er Jahre zurück. Eine Vielzahl von Prototypen wurden zwar entwickelt; diese haben aber nicht den Weg in den Pflegemarkt gefunden. Gründe liegen in technischen Schwierigkeiten und der stark technikfokussierten Ausrichtung der Forschungs- und Entwicklungspraxis. Eine ausreichende Akzeptanz bei Kostenträgern und Endkunden ist noch nicht vorhanden (Kehl, 2018, S. 141). Wie in der Einleitung schon erwähnt, sind vor allem im stationären Bereich der Altenpflege Personalmangel, Zeitdruck und eine hohe Arbeitsverdichtung zu beklagen. Professionelle Pflegekräfte kommen dadurch schnell an ihre Belastungsgrenze, wodurch sie über geringe, vor allem zeitliche Möglichkeiten verfügen, die Gepflegten angemessen zu betreuen und zu aktivieren. Emotionale Roboter sollen durch die soziale Interaktion mit den zu betreuenden Personen diese Lücke schließen (Baisch et al., 2018, S. 2). Sie wurden mit dem Ziel entwickelt durch soziale Interaktion positive Erlebnisse zu schaffen. Die sogenannten „companion-type robots" sollen durch tierähnliche Verhaltensweisen und tierähnlicher Gestalt eine Alternative zum Einsatz von echten Tieren bieten. Studien zeigen, dass der Kontakt zu Tieren positive Auswirkungen auf das Wohlbefinden der Pflegeheimbewohner (und anderen Menschen) haben. Gerade im Hinblick auf die hohen Hygienestandards in Altenheimen können Roboter in Sachen Einhaltung der Hygienevorschriften (Rößler, 2019, S. 1 f.) und in Bezug auf tiergerechte Haltung punkten (Baisch et al., 2018, S. 2). Ebenso spielen weitere negative Aspekte, wie die Gefahr von Allergien oder Infektionen durch Bisse, eine Rolle (Wada et al., 2007, S. 691). Emotionale Roboter wie Paro werden derzeit vor allem bei demenzkranken Personen eingesetzt, als therapeutisches Hilfsmittel und als Beschäftigung (siehe Abbildung 2).

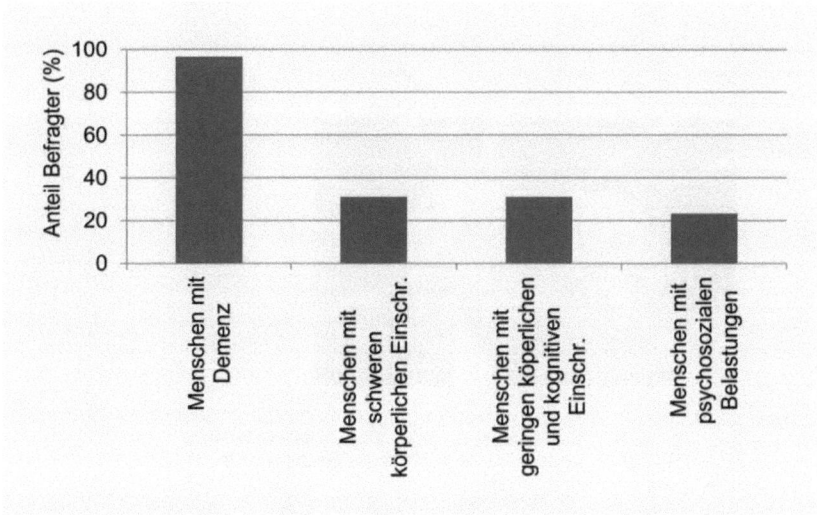

Abbildung 3: Nutzergruppen, bei denen Paro eingesetzt wird.

(Baisch et al., 2018, S. 6).

Die Idee ein Zuwendungsroboter wie Paro zu konzipieren ist schon fast 24 Jahre alt, als 1993 die japanische Firma AIST mit der Entwicklung eines robotischen Sattelrobbenbabys begonnen hat. Paro ist inzwischen in vielen unterschiedlichen Ländern im Einsatz. Er ist darauf ausgelegt, mit Demenzkranken, Wachkomapatienten, autistischen Kindern mit Menschen mit Behinderungen zu interagieren, Emotionen zu wecken und dadurch die Lebensqualität der Betroffenen zu verbessern (Kreis, 2018, S. 222). Ob der Roboter von den Pflegebedürftigen akzeptiert wird, hängt von den individuellen sozialen Bedürfnislagen der Betroffenen ab (Baisch et al., 2018, S. 5). Deshalb sollte die Interaktion mit älteren Menschen abgestimmt werden. Patienten in der Geriatrie reagieren im Allgemeinen offener und aufgeschlossener als die Mitarbeiter, bei denen am Anfang die Skepsis überwiegt (Gisinger, 2018, S. 113).

Paro wird mehrheitlich sowohl spontan als auch geplant eingesetzt und findet in Gruppeninteraktionen und Einzelinteraktionen Anwendung. Er dient überwiegend als therapeutisches Hilfsmittel, wenngleich er vereinzelt auch zur ausschließlichen Beschäftigung eingesetzt wird (Baisch et al., 2018, S. 5). Nachfolgendes Bild verdeutlicht die Multifunktionalität von Paro und dessen technische Möglichkeiten. **Sein Preis liegt bei circa 5000 €.**

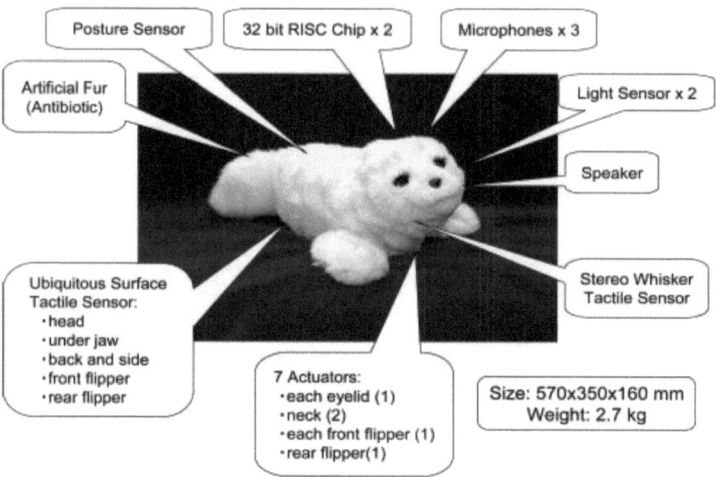

Abbildung 4: Spezifikationen von Roboter Paro.

(Wada et al., 2007, S. 692).

Grundsätzlich stellt sich die Frage, ob vom Aufbau einer Beziehung oder gar einem Vertrauensver-
hältnis zwischen Mensch und Maschine (Janowski et al., 2018, S. 77) gesprochen werden kann.
Dies sollte unter ethischen Gesichtspunkten geprüft werden, vor allem dann, wenn sich zeigt, dass
die älteren Menschen nicht immer eine Maschine auch als solche erkennen: (Wada et al., 2007,
S. 692).

In einer Studie wurde ermittelt, dass die meisten befragten Pflegebedürftigen Paro als echtes Lebewesen wahrnehmen und den Hinweis, dass dies nicht stimmt, auf sich beruhen lassen. Dies wirft
ethische, zu klärende Fragestellungen, unter anderem zur Manipulierbarkeit von pflegebedürftigen
Personen auf, die im nachfolgenden Kapitel thematisiert werden, aber weiterer Aufmerksamkeit be-
dürfen (Janowski et al., 2018, S. 77). In einer weiteren Studie wurden die kurz-, mittel- und langfris-
tigen Wirkungen von Mensch-Roboter-Interaktionen beschrieben. Demnach kann gesagt werden,
dass bei 85 % der Befragten vor allem kurzfristige Wirkungen zu beobachten sind, beispielsweise
die Verminderung von Angstgefühlen. Nur knapp 16 % können noch mittelfristige Auswirkungen
feststellen (wie die Erzählung von der Begegnung mit dem Roboter) und ein verschwindend geringer
Anteil von 1,7 % denkt, dass ein Robotereinsatz auch langfristige Wirkungen hat (Baisch et al., 2018,
S. 6).

In Zukunft ist zu erwarten, dass der Einsatz von Pflegerobotern zunehmen wird. Ihnen werden die Erfüllung von zwei Hauptfunktionen zugeschrieben: Beitrag zur Reduktion einer sich ausweitenden Personallücke in der Pflege, sowie die Erleichterung der Pflege hinsichtlich physischer und psychischer Arbeitsbelastungen (Remmers, 2018, S. 161).

Im nachfolgenden Hauptteil dieser Ausarbeitung werden die Vor- und Nachteile des Robotereinsatzes in der Pflege herausgearbeitet, um am Schluss beantworten zu können, wie der Einsatz von Emotionsrobotern bewertet werden kann.

3. Vor- und Nachteile von Emotionsrobotern

Im Jahr 2017 fand der Ladenburger Diskurs statt, zum Thema Pfleger oboter. Die Teilnehmer hielten Vorträge zu Pflegeroboter aus technischer, medizinischer, wirtschaftlicher und ethischer Sicht. Die Bezeichnung „Pflegeroboter" löste eine Kontroverse aus: Einerseits wurde die Meinung vertreten, dass sie falsche Erwartungen wecken und die Ziele und Aufgaben im Pflegebereich nicht zutreffend übernehmen können. Andererseits wurde betont, dass sie weit verbreitet sind, richtige Assoziationen hervorrufen und Laien und Experten gleichermaßen ansprechen (Bendel, 2018, S. 7). Roboter sollen vor allem die Versorgung der Pflegebedürftigen unterstützen, Pflegepersonal entlasten, sowie den Bedarf von Personen an Autonomie und Unabhängigkeit decken. Für eine zielführende Anwendung in der Praxis ist die Wahrung von ethischen Werten, Sicherheit und Zuverlässigkeit der Geräte, Wirksamkeitsnachweise, klare Finanzierungsregeln, sowie Zugangsgerechtigkeit erforderlich. Allen Nutzergruppen ist es darüber hinaus besonders wichtig, dass zwischenmenschliche Kontakte nicht reduziert, sondern gefördert werden (Becker, 2018, S. 241).

Im vorherigen Kapitel wurde bereits erwähnt, dass individuelle psychische und soziale Bedürfnislagen bei der Akzeptanz und Nutzung Emotionaler Roboter eine Rolle spielen können (Baisch et al., 2018, S. 6). Diese und weitere Aspekte sind bei der nachfolgenden Aufstellung und Diskussion der Vor- und Nachteile von Emotionsrobotern, auch in der stationären Pflege, von Bedeutung.

Zum besseren Vergleich der Vor- und Nachteile werden diese nicht in gesonderten Kapiteln erarbeitet, sondern es wird versucht diese im direkten Vergleich gegenüberzustellen.

Zwar werden vorrangig die Aspekte in Bezug zu stationären Einrichtungen behandelt, doch Robotik im Gesundheitswesen bietet auch nichtprofessionellen Nutzern, wie pflegenden Angehörigen, Möglichkeiten zur Entlastung – da technische Innovationen einen Gewinn an Autonomie und Mobilität bieten und die Integration und Lebensqualität steigern können. Ein größeres Einsatzfeld ist ebenso die institutionelle Ebene, wo die allgemeine Robotik ein Rationalisierungspotenzial bietet, im Bereich organisatorischer und logistischer Prozesse (Becker et al., 2013 S.1).

Problematisch ist, wenn Robotern, auch in Situationen in denen Zeitdruck herrscht, zu viel Entscheidungsspielraum eingeräumt wird. In solchen Momenten können nach Algorithmen agierende Roboter keine adäquaten Entscheidungen treffen, die sich manchmal auch abseits der Regeln bewegen können. Außerdem beklagt Becker eine fehlende Übereinstimmung informationstechnischer Infrastrukturen, wie Normen und Standards auf institutioneller Ebene, bei der Implementierung neuer Technologien (Becker et al., 2013, S. 219).

Ein weiterer Aspekt: Einen zeitlichen Puffer für die Pflegekräfte bei kognitiv eingeschränkten Menschen bieten Emotionale Roboter im Rahmen einer Beschäftigungsmöglichkeit – im Sinne einer Aktivierungsmaßnahme. Die dadurch entstehenden angenehmen Erlebnisse haben positive Auswirkungen auf das psychische Befinden der Gepflegten. Dies dient der Versorgung vulnerabler Gruppen in psychosozialen Belangen und schafft eine Entlastung für die Pflegenden und in Bezug auf den Pflegenotstand. Studien weißen außerdem auf positive Erfahrungen hin, dass das psychische Wohlbefinden steigt und die Gepflegten seltener ein Einsamkeitsgefühl haben, wenn sie in Interaktion mit einem solchen meist tierähnlichen Roboter sind (Janowski et al., 2018, S. 80). Gleichzeitig gibt es auch kritische Stimmen, die die Nützlichkeit und Anwendbarkeit anzweifeln. Becker und Scheermesser hingegen führen das Risiko auf, dass durch den Einsatz von Robotern die direkten Kontakte zwischen den Patienten und den Pflegenden abnehmen, wodurch ein Vereinsamungsprozess, infolge fehlender menschlicher Nähe, angestoßen wird, welcher negative Auswirkungen auf das Wohlbefinden und mögliche Genesungsprozesse haben kann (Becker et al., 2013).

Katharina Schenk, Leiterin für die Tagesgestaltung der Pflegenden in einem Kölner Pflegeheim ist sich sicher, dass der im Einsatz befindliche Emotionale Roboter Paro nur als Ergänzung zum menschlichen Kontakt dient: **„Ersetzen solle und könne Paro niemanden"** (Rößler, 2019, S. 4). Ebenso wird die Angst der Pflegenden genannt, die fürchten ersetzt zu werden. Baisch stellt das mögliche Potenzial der Zeitersparnis infrage, da Pflegekräfte zum einen – vor allem am Anfang – Technik und Gerät erst kennenlernen und verstehen und Einsätze der Emotionalen Roboter individuell planen müssen (Baisch et al., 2018, S. 2).

Am Beispiel von Paro zeigt sich aber auch, dass selbst Menschen mit geringen körperlichen und kognitiven Einschränkungen Paro zu akzeptieren scheinen – trotz (oder gar wegen) des spielzeughaften Erscheinungsbilds. Außerdem sind Emotionale Roboter wie Paro sehr flexibel einsetzbar – wie sich bereits in der Praxis bewährt hat – da er seit 1,5 Jahren regelmäßig im Einsatz ist. Positive Erfahrungsberichte verdeutlichen, dass relevante Wirkungen auch im pflegerischen Alltag beobachtbar sind (Baisch et al., 2018, S. 7). So auch in der Schweiz, wo im Rahmen einer Masterarbeit der Roboter Lio in Altersheimen getestet wurde. Er half Gegenstände aufzuheben und kommunizierte mit den Bewohnern. Die Reaktionen sind auch hier mehrheitlich positiv ausgefallen. Außerdem steigt die Lebensqualität der Bewohner, da die Roboter in der Pflege die Bewohner aktiver werden lassen und mehr Anreize zur Kommunikation und zum Trinken erhalten (Früh et al, 2018, S. 51 f.).

Eine positive Bilanz zieht auch Elisabeth Römisch, die Leiterin des zuvor bereits erwähnten Pflegeheims in Köln: Frauen, aber auch Männer reagieren stark auf die im Einsatz befindliche Roboter Robbe Paro. Feststellbar waren Auswirkungen auf Depressionen und Angstzuständen. Außerdem mussten weniger Medikamente gegen Schmerzen und weniger psychoaktive Medikamente gegeben werden. Bei der an einer Studie beteiligten Pflegebedürftigen konnten die Medikamenteneinnahmen um 33 % verringert werden (Rößler, 2019, S. 6). Der Effekt der Schmerzlinderung durch den Einsatz von Paro wird auch im Scientific Reports thematisiert: In einem Versuch wurde getestet, inwiefern das Schmerzempfinden gesenkt werden kann, wenn gleichzeitig Paro berührt werden durfte; Im Vergleich zur Gruppe, welcher keine Berührung gestattet wurde, zeigte sich, dass das Schmerzempfinden durch Berührung des Roboters gesenkt werden kann (Geva et al., 2020, S. 10). Insgesamt bezeichnet sie den Einsatz des Robotes „Rosie" (das Modell Paro) als Erfolgsgeschichte (Rößler, 2019, S. 2). Ein Beitrag in „The Lancet" hebt den Vorteil von Emotionsrobotern wie Paro im Gegensatz zu echten Tieren hervor: Sie benötigen kein Futter, verursachen keine Infektionen und fallen aus dem Raster, wenn Personen schlechte Erfahrungen mit reellen Tieren gemacht haben (Burton, 2013, S. 1). Andererseits hat die Praxis gezeigt, dass eine realistische Erscheinung in Kombination mit bemerkenswerten Funktionen nicht ausreicht, um eine dauerhafte Beziehung aufzubauen. Damit Roboter als vollwertige Gesprächspartner wahrgenommen werden können, bedarf es einer möglichst fehlerfreien Erkennung der gesprochenen Sprache. Menschliche Sprache ist aber umfangreich und komplex, sodass es oft nur schwer möglich ist, den gesamten Wortschatz und alle grammatikalischen Formulierungen und Varianten in einem Algorithmus abzudecken. Erschwerend kommt hinzu, wenn Umgangssprache oder Dialekt gesprochen wird, was gerade bei älteren Menschen eher die Regel als die Ausnahme darstellt. Praktisch gesehen, ist die Kommunikation mit solchen Systemen oft nur auf einfache, klare und strukturierte Fragen und konkrete Befehle begrenzt. Da die sprachliche Kommunikation ein Schlüsselfaktor ist, zeigt sich auch hier, dass noch viel Forschungsarbeit geleistet werden muss (Janowski et al., 2018, S. 66). Um beim Beispiel von Paro zu bleiben – Studien haben zwar gezeigt, dass zwar überwiegend positive Effekte des Robotereinsatzes verzeichnet, diese aber nicht als repräsentativ bewertet werden können (Hülsken-Giesler, 2018, S. 131). In einem anderen Zusammenhang spricht Kreis sogar von Betrug, da sie behauptet, dass Emotionsroboter zwar Emotionen ausdrücken, aber authentische Gefühle nur durch reelle Lebewesen entstehen können. Menschen möchten echte Zuwendung und nicht nur das bloße Gefühl von Zuwendung erfahren. Ihrer Ansicht nach geht es um den Betrug unserer Gefühle hinsichtlich der Qualität erfahrener Emotionen (Kreis, 2018, S. 223).

Ein nicht zu unterschätzender Nachteil zeigt sich bei Thema Datenschutz und Ethik. Können beispielsweise vulnerable Gruppen wie Demenzkranke noch selbst entscheiden, ob sie mit dem Roboter interagieren wollen, wenn sie möglicherweise kein Einverständnis zum Einsatz von Robotern geben? Der menschliche Hang zu Anthopromorphisierung kommt bei demenzkranken Menschen verstärkt zum Vorschein. Verkennungen sind daher keine Seltenheit.

Ob diese von den Pflegenden als „subjektive Lebensrealität" gewertet werden können, bedarf weiterer ethischer Überlegungen, zumal der Umgang, wie sich Pflegende in solchen Situationen verhalten sollen, unterschiedlich bewertet wird (Baisch et al., 2018, S. 3): Baisch et al. berichtet in der Zeitschrift für Gerontologie und Geriatrie, dass das Pflegepersonal sehr unterschiedlich reagiert: Die meisten Pflegenden folgen den Rahmenempfehlungen und validieren die Wahrnehmung der Gepflegten. Andere wiederum ignorieren oder korrigieren sie und folgen der Argumentation, dass es ethisch nicht vertretbar ist, die Gepflegten zu täuschen (Baisch et al., 2018, S. 8).

Ungeklärt ist auch, ob die von den gesammelten, oft sehr persönlichen Daten ausreichend vor Missbrauch geschützt sind. Onnasch und Jürgensohn kommen zu dem Ergebnis, dass eine hohe Roboterautonomie eine erhöhte Akzeptanz zur Folge hat. Sie erwähnen jedoch auch, dass dadurch die Gefahr eines Manipulationsversuchs steigt (Onnasch et al., 2019, S. 56 f.). Noch nicht abschließend geklärt ist außerdem, wer bei Schäden haftet, welche (semi-) autonome Roboter verursachen. Grundsätzlich werden jedoch die Sicherheit des Personals und der betreuten Personen durch verschiedene Sicherheitsnormen, wie der ISO 13482 Personal Care Robots und ISO 15066 Collaborative Robots, gewährleistet. Zwar ist die Technik noch nicht so weit fortgeschritten, dass autonome Roboter ohne Aufsicht alleingelassen werden können (Früh et al., 2018, S. 45) und somit das Argument des drohenden Stellenabbaus entkräftet ist, doch wo bereits Taxifahrer in naher Zukunft womöglich durch selbstfahrende Autos um ihre Arbeitsplätze bangen müssen, können in wenigen Jahren Rationalisierungsmaßnahmen in der Pflege und im Gesundheitsbereich drohen, weil der wirtschaftliche Druck zu groß geworden ist (Becker et al., 2013, S. 24). Die derzeit in der Pflege eingesetzten Roboter dienen momentan aber eher als „verlängerter Arm" der Pflegekräfte (Früh et al., 2018, S. 45).

Die Tatsache der wenigen marktreifen Angebote an Pflegerobotern hängt nicht nur mit technischen Schwierigkeiten zusammen, sondern auch, weil Herstellern noch nicht gelungen ist Angebote zu entwickeln, die von Kostenträgern und Endkunden ausreichend akzeptiert werden (Kehl, 2018, S. 141).

Ein weiterer Punkt, den Früh in diesem Zusammenhang aufführt, bewegt sich ebenfalls im Bereich des autonomen Handelns: Er plädiert dafür, dass Roboter die Autonomie eines Individuums auf lange Sicht nicht einschränken sollten. Um auf die individuelle Leistungsfähigkeit der Pflegebedürftigen einzugehen, muss ein Roboter eine Person genau beobachten und überwachen (was wiederum datenschutzrechtliche Bedenken aufwirft). Hat eine Person beispielsweise ein Bewegungsprogramm absolviert und teilt dem Roboter mit ein Buch zu holen, würde er dies – entsprechend der Anweisung – tun. Sinnvoller wäre es in diesem Fall, wenn der Roboter die Person ermutigt das Buch gemeinsam mit ihm zu holen. Ebenso können Roboter gerade bei demenzkranken Personen eine Erinnerungsfunktion ausüben; beispielsweise durch regelmäßige Hinweise das Trinken nicht zu vergessen.

Um diese Funktionen einwandfrei ausführen zu lassen, müsste das Gesundheitspersonal Daten sammeln, womit ein passendes Pflegekonzept programmiert werden kann, um den sehr individuellen Bedürfnissen der Gepflegten gerecht zu werden. Auch hier besteht weiterer hin noch Forschungsbedarf (Früh et al., 2018, S. 57).

Folgender Aspekt ist weniger ein Kritikpunkt als vielmehr eine Mahnung in der Debatte um Robotik in der Pflege, ebendiese nicht zu vernachlässigen: Hüslken-Giesler et al. erhebt den Vorwurf, dass die spezifischen Charakteristika des professionellen Handelns als personenbezogene Leistung nicht genügend beachtet werden. Die massive politische Förderung von Pflegerobotik sieht er kritisch, weil technologische Lösungsoptionen für soziale Problemlagen erprobt, aber die spezifischen Bedarfe in den verschiedenen Handlungsfeldern der Pflege nicht ausreichend adressiert werden (Hüslken-Giesler, 2018, S. 135). Ähnliche Argumente kommen von der bereits zitierten Elisabeth Römisch, Einrichtungsleiterin des Pflegeheims in Köln: Sie befürchtet, dass das Geld, welches für die Robotik mit ihrem begrenzten Einsatzspektrum eingesetzt wird, an anderer Stelle, wie in der personenbezogenen Pflegepraxis, fehlt. Dies wäre sehr kritisch zu bewerten.

Nach dem Für und Wider zum Thema (Emotionale) Roboter werden im nächsten Kapitel erste Lösungsansätze erarbeitet, die dazu beitragen sollen, dass Mensch und Maschine sich nicht gegenseitig ausschließen, sondern ergänzen.

3.1 Lösungsansätze

Roboter sind in der Industrie schon lange im Einsatz. Doch im Gegensatz zum Gesundheitsbereich spielen ethische Gesichtspunkte momentan noch eine untergeordnete Rolle, weil Roboter entweder für den reinen Produktionszweck eingesetzt werden oder von vorneherein klar bestimmt ist, dass ein Roboter lediglich ein Ausführungsorgan ist und ihm keinerlei menschliche Eigenschaften zugemessen werden. In Bezug auf die Robotik im Gesundheitsbereich zeichnet sich ein anderes Bild ab: Wie die bisherige Diskussion gezeigt hat, geht es unter anderem um die teilweise emotional geführte Frage, wie viel Menschsein einem Roboter zugestanden werden soll und wie viel Transparenz gerade im Anwendungsbereich demenziell erkrankter Menschen geboten ist. Um beispielsweise Verkennungen zu vermeiden, bieten sich Schulungen für Pflegende im Vorfeld des Robotereinsatzes an, sowie die Thematisierung im Rahmen einer Supervision. Ebenso sollte dem Pflegepersonal Hilfestellung bei der Wahl der richtigen Vorgehensweise, zum Beispiel im Rahmen von Richtlinien, angeboten werden. Fallbeispiele aus dem Projekt NERA (Nutzung emotionaler Roboter im Alter) verdeutlichen, dass eine gute Moderation der Mensch-Roboter-Interaktion Lösungsansätze für Problemlagen bieten kann. Den Pflegenden kommt damit im Umgang mit Gepflegten und Robotern eine entscheidende Rolle zu. Sie können etwa dafür sorgen, dass skeptischeren Personen die Möglichkeit eingeräumt wird, die Mensch-Roboter-Interaktion zunächst passiv aus der Ferne zu betrachten, ohne selbst teilnehmen zu müssen. Die beugt einer Überforderung und gleichzeitig einer vorzeitigen Ablehnung vor (Baisch et al., 2018, S. 8).

Wie eine solche Einführung gelingen kann, zeigt die Firma F&P Personal Robotics, die Roboterlösungen für den Altenpflegebereich anbietet: F&P offeriert in den ersten zwei Wochen der Inbetriebnahme eine Rundumbetreuung und steht auch nach dieser Zeit noch zur Verfügung. Sofern möglich, wird das Verhaltensrepertoire des Roboters entsprechend den Anforderungen des Kunden angepasst. Manchen Robotern können auch Besuchsplanungen einprogrammiert werden. Um die längerfristige und erfolgreiche Integration von robotischer Assistenz zu gewährleisten, werden Fortbildungen für das Pflegepersonal angeboten. Im ersten Jahr der Anschaffung eines Pflegeroboters werden auf Wunsch der Einrichtungen Anpassungen der Programme vorgenommen und Software-Updates, sowie eine allgemeine Wartung des Geräts angeboten. Der Robotereinsatz macht vor allem dann Sinn, wenn er von den Pflegerinnen und Pflegern akzeptiert wird. Deshalb spielt auch eine freundliche Erscheinung des Roboters eine nicht unwesentliche Rolle. Ebenso sind eine beispielsweise weiche Außenhülle und eine einfache Bedienbarkeit wichtige Punkte, die bei der Integration von Robotern eine Rolle spielen (Früh et al., 2018, S. 43 f.).

Es ist Aufgabe der Politik, gesetzliche Rahmenbedingungen zu benennen und es ist Aufgabe der Roboterhersteller, die Roboter mit den sozialen Kompetenzen auszustatten, die sie für den Einsatz in diesem sehr persönlichen Aufgabengebiet benötigen. Dazu zählen beispielsweise die möglichst genaue Wahrnehmung und Interpretation menschlicher Signale, die von den momentan im Einsatz befindlichen Robotern nur sehr eingeschränkt verarbeitet werden können. Für zukünftige Geräte muss hier also noch der Schritt vom Labor in die reale Praxis gemacht werden, wo sie mit der unbeschreiblichen Vielfalt menschlicher Verhaltens- und Ausdruckweisen, sowie Familien- und Wohnsituationen konfrontiert sein werden. Zukünftigen Lösungen im Robotikbereich müssen die Betroffenen vertrauen können (Janowski et al., 2018, S. 81). Unter der Bedingung, dass Roboter Phasen zwischenmenschlichen Austauschs verlängern, verfügen sie über das Potenzial, die Aufrechterhaltung und Vertiefung der Kontakte zu fördern und so Pflegenden und Gepflegten gleichermaßen gerecht werden. Emotionsroboter wie Paro und andere bringen den größten Nutzen, wenn sie weniger als allein agierendes Unterhaltungsgerät eingesetzt werden, sondern dazu dienen, menschliche Interaktion zu fördern (Moyle et al., 2017, S. 772): Erzählt beispielsweise eine Altenheimbewohnerin aufgrund der Begegnung mit Paro von ihrem Hund aus ihrer Kindheit, können Pflegekräfte an diesem Thema zukünftig anknüpfen und so die weitere geistige Animation forcieren (Kreis, 2018, S. 223). Die folgende Abbildung zeigt die Roboterrobbe Paro in Interaktion mit einer Pflegebedürftigen.

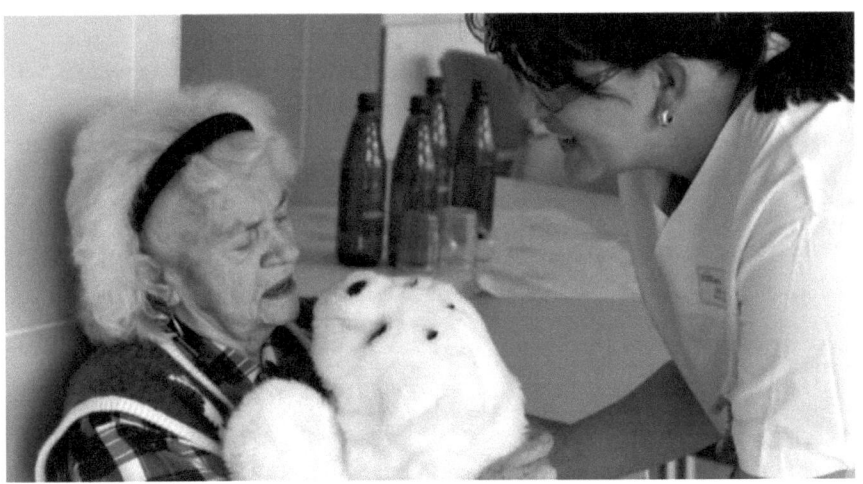

Abbildung 5: Roboterobbe Paro in Interaktion mit einer Pflegebedürftigen.

(Rößler, 2019, S. 1).

Um die Robotik im Gesundheitswesen im größeren Maß salonfähig zu machen, bedarf es klaren Regelungen vonseiten der Politik, wie zum Beispiel im Haftungsrecht, im Datenschutz und in der Ethik, unter Einbezug von Wissenschaftlern in der Gesundheitsbranche. Ein abwartendes Verhalten zu diesen Themen schafft Unklarheit und bewirkt, dass sich Hersteller auf keine eindeutigen Haftungsregelungen verlassen können und somit weitere wichtige Innovationen im Bereich ausgebremst werden. Eine proaktive Politik ist zwingend notwendig, um wichtige Schritte in der Robotik machen zu können.

Weiterführende Maßnahmen sind außerdem die Förderung interdisziplinärer, angewandter Forschung unter Einbeziehung der Nutzer, die Förderung von Health Technology Assessment und die gesellschaftliche Auseinandersetzung mit den Thema Technologien in der Gesundheitswirtschaft (Becker et al., 2013, S.1).

4. Fazit

Am Schluss dieser Ausarbeitung drängt sich die Frage auf, ob der Weg in die Robotik der einfachere und bequemere Weg ist, um den Pflegenotstand zu beheben oder ob andere Maßnahmen, wie Verbesserung der Arbeitsbedingungen und politische und gesellschaftliche Anerkennung der Dienstleistungen, vor allem im Pflegebereich, nicht vorrangig vorangetrieben werden sollten. Es darf nicht sein, dass die Robotik mit Millionen gefördert wird, aber die eigentlichen Probleme im Gesundheitswesen nicht angegangen werden und viele Pflegekräfte nach wie vor wegen unzureichender politischer Unterstützung die Motivation an ihrem wertvollen Pflegeberuf verlieren.

Ein wichtiger Grundsatz kann sich im Rahmen dieser Ausarbeitung feststellen lassen:

Der Roboter muss dem Menschen dienen.

Solange die Fragen des Haftungs- und Datenschutzes nicht geklärt sind und Praxisversuche nicht flächendeckend durchgeführt werden, sind Roboter zunächst als Hilfsinstrumente zu betrachten, die bei richtigem Einsatz vor allem den Pflegenden, aber auch den Gepflegten einen Nutzen bringen. Bei der Diskussion um die Vor- und Nachteile hat sich gezeigt, dass momentan die Kritikpunkte überwiegen. Dies muss jedoch nicht so bleiben, wenn Politik, Hersteller und Endkunden Hand in Hand zusammenarbeiten und sich gegenseitig die nötigen Informationen zukommen lassen, die für eine erfolgreiche und dauerhafte Etablierung von Robotern im Pflegebereich wichtig sind. Roboter können bereits heutzutage ein wertvolles Werkzeug sein, um die Lebens- bzw. Arbeitsqualität der Gepflegten und Pflegenden zu steigern.

Literaturverzeichnis

Baisch, Stefanie; Kolling, Thorsten; Rühl, Saskia; Klein, Barbara; Pantel, Johannes; Oswald, Frank; Knopf, Monika (2018): Emotionale Roboter im Pflegekontext : Empirische Analyse des bisherigen Einsatzes und der Wirkungen von Paro und Pleo. In: *Zeitschrift fur Gerontologie und Geriatrie* 51 (1), S. 16–24. DOI: 10.1007/s00391-017-1346-8.

Baisch, Stefanie; Kolling, Thorsten; Schall, Arthur; Rühl, Saskia; Selic, Stefanie; Kim, Ziyon et al. (2017): Acceptance of Social Robots by Elder People: Does Psychosocial Functioning Matter? In: *Int J of Soc Robotics* 9 (2), S. 293–307.

Becker, Heidrun (2018): Robotik in der Gesundheitsversorgung: Hoffnungen, Befürchtungen ... In: Oliver Bendel (Hg.): Pflegeroboter. Wiesbaden: Springer Fachmedien Wiesbaden, S. 236–255.

Becker, Heidrun; Scheermesser, Mandy; Früh, Michael; Treusch, Yvonne; Auerbach, Holger; Hüppi, Richard A.; Meier, Flurina (2013): Robotik in Betreuung und Gesundheitsversorgung: ETH Zurich, zuletzt geprüft am 10.10.2021.

Bendel, Oliver (Hg.) (2018): Pflegeroboter. Wiesbaden: Springer Fachmedien Wiesbaden, zuletzt geprüft am 08.10.2021.

Burton, Adrian (2013): Dolphins, dogs, and robot seals for the treatment of neurological disease. In: *The Lancet Neurology* 12 (9), S. 851–852. DOI: 10.1016/S1474-4422(13)70206-0.

Früh, Michael; Gasser, Alina (2018): Erfahrungen aus dem Einsatz von Pflegerobotern für Menschen im Alter. In: Oliver Bendel (Hg.): Pflegeroboter. Wiesbaden: Springer Fachmedien Wiesbaden, S. 37–62.

Geva, Nirit; Uzefovsky, Florina; Levy-Tzedek, Shelly (2020): Touching the social robot PARO reduces pain perception and salivary oxytocin levels. In: *Scientific reports* 10 (1), S. 9814, zuletzt geprüft am 07.10.2021.

Giesinger, Christof (2018): Pfegeroboter aus Sicht der Geriatrie. In: Oliver Bendel (Hg.): Pflegeroboter. Wiesbaden: Springer Fachmedien Wiesbaden.

Hülsken-Giesler, Manfred; Daxberger, Sabine (2018): Robotik in der Pflege aus pflegewissenschaftlicher Perspektive. In: Oliver Bendel (Hg.): Pflegeroboter. Wiesbaden: Springer Fachmedien Wiesbaden.

Janowski, Kathrin; Ritschel, Hannes; Lugrin, Birgit; André, Elisabeth (2018): Sozial interagierende Roboter in der Pflege. In: Oliver Bendel (Hg.): Pflegeroboter. Wiesbaden: Springer Fachmedien Wiesbaden, S. 63–88.

Johansson-Pajala, Rose-Marie; Thommes, Kirsten; Hoppe, Julia A.; Tuisku, Outi; Hennala, Lea; Pekkarinen, Satu et al. (2020): Care Robot Orientation: What, Who and How? Potential

Users' Perceptions. In: *Int J of Soc Robotics* 12 (5), S. 1103–1117. DOI: 10.1007/s12369-020-00619-y.

Kehl, Christoph (2018): Wege zu verantwortungsvoller Forschung und Entwicklung im Bereich der Pflegerobotik: Die ambivalente Rolle der Ethik. In: Oliver Bendel (Hg.): Pflegeroboter. Wiesbaden: Springer Fachmedien Wiesbaden, S. 149–168.

Klein, Barbara (2018): Robotik in der Gesundheitswirtschaft. Einsatzfelder und Potenziale. Heidelberg: Medhochzwei, zuletzt geprüft am 07.10.2021.

Kreis, Jeanne (2018): Umsorgen, überwachen, unterhalten – sind Pflegeroboter ethisch vertretbar? In: Oliver Bendel (Hg.): Pflegeroboter. Wiesbaden: Springer Fachmedien Wiesbaden, S. 220–235.

Onnasch, Linda; Thomas Jürgensohn; Peter Remmers; Christoph Asmuth (2019): Ethische und soziologische Aspekte der Mensch-Roboter-Interaktion. Online verfügbar unter https://www.baua.de/DE/Angebote/Publikationen/Berichte/F2369.pdf?__blob=publicationFile&v=5, zuletzt geprüft am 07.10.2021.

Moyle, Wendy; Jones, Cindy J.; Murfield, Jenny E.; Thalib, Lukman; Beattie, Elizabeth R. A.; Shum, David K. H. et al. (2017): Use of a Robotic Seal as a Therapeutic Tool to Improve Dementia Symptoms: A Cluster-Randomized Controlled Trial. In: *Journal of the American Medical Directors Association* 18 (9), S. 766–773. DOI: 10.1016/j.jamda.2017.03.018.

Pekkarinen, S.; Hennala, L.; Tuisku, O.; Gustafsson, C.; Johansson-Pajala, R.-M.; Thommes, K. et al. (2020): Care robots in society: Knowledge and orientation needs. In: *Gerontechnology* 19 (s), S. 1.

Pekkarinen, Satu; Hennala, Lea; Tuisku, Outi; Gustafsson, Christine; Johansson-Pajala, Rose-Marie; Thommes, Kirsten et al. (2020): Embedding care robots into society and practice: Sociotechnical considerations. In: *Futures* 122, S. 102593.

Remmers, Hartmut (2018): Pflegeroboter: Analyse und Bewertung aus Sicht pflegerischen Handelns und ethischer Anforderungen. In: Oliver Bendel (Hg.): Pflegeroboter. Wiesbaden: Springer Fachmedien Wiesbaden.

Rößler, Nele (2019): Zukunft der Pflege - Soziale Pflege-Roboter setzen sich nur langsam durch, S. 1–9. Online verfügbar unter https://www.deutschlandfunk.de/zukunft-der-pflege-soziale-pflege-roboter-setzen-sich-nur.724.de.html?dram:article_id=441372, zuletzt geprüft am 08.10.2021.

Statista (2021): Personal in stationärer und ambulanter Pflege bis 2019 | Statista, zuletzt aktualisiert am 11.10.2021, zuletzt geprüft am 11.10.2021.

Statistisches Bundesamt (Destatis): Pflege im Rahmen der Pflegeversicherung - Deutschlandergebnisse - 2019, zuletzt geprüft am 11.10.2021.

Statistisches Bundesamt (Destatis) (2021): Anzahl der Pflegebedürftigen in Deutschland in den Jahren 1999 bis 2019. Online verfügbar unter https://de-statista-com.pxz.iubh.de:8443/statistik/daten/studie/2722/umfrage/pflegebeduerftige-in-deutschland-seit-1999/, zuletzt geprüft am 11.10.2021.

Wada, Kazuyoshi; Shibata, Takanori; Asada, Takashi; Musha, Toshimitsu (2007): Robot Therapy for Prevention of Dementia at Home – Results of Preliminary Experiment. In: *J. Robot. Mechatron.* 19 (6), S. 691–697. Online verfügbar unter https://www.fujipress.jp/jrm/rb/robot001900060691/, zuletzt geprüft am 07.10.2021.

BEI GRIN MACHT SICH IHR WISSEN BEZAHLT

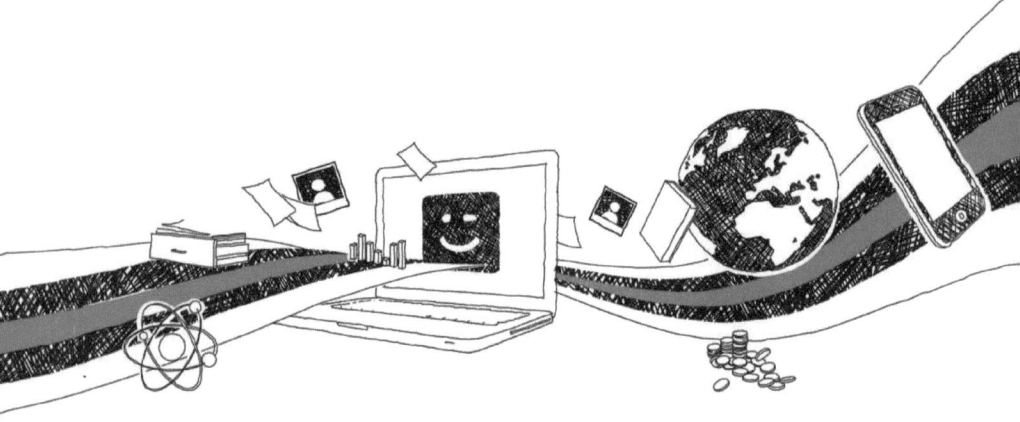

- Wir veröffentlichen Ihre Hausarbeit, Bachelor- und Masterarbeit

- Ihr eigenes eBook und Buch - weltweit in allen wichtigen Shops

- Verdienen Sie an jedem Verkauf

Jetzt bei www.GRIN.com hochladen und kostenlos publizieren

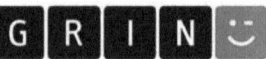